LE
LACTOCHOL

(Ferments lactiques et Extrait biliaire sans pigments)

ANTISEPTIQUE INTESTINAL
RÉGULATEUR DE LA SÉCRÉTION BILIAIRE
ANTITOXIQUE GÉNÉRAL

LABORATOIRE DU LACTOCHOL
5o, Rue Rennequin, 5o
(PARIS XVIIe)

LE LACTOCHOL

LE
LACTOCHOL

(Ferments lactiques et Extrait biliaire sans pigments)

ANTISEPTIQUE INTESTINAL

RÉGULATEUR DE LA SÉCRÉTION BILIAIRE
ANTITOXIQUE GÉNÉRAL

LABORATOIRE DU LACTOCHOL
5o, Rue Rennequin, 5o
(PARIS XVIIᵉ)

LE LACTOCHOL

Les travaux du professeur Bouchard, en 1887, ont mis en relief les notions, jusqu'alors confuses, de l'auto-intoxication intestinale.

L'intestin est le siège constant de fermentations microbiennes qui sécrètent des produits toxiques : leur résorption, source de modifications organiques plus ou moins graves, altère la santé de l'individu.

Le foie insuffisant a ses fonctions déviées. Le déficit biliaire surtout entraîne des désordres intestinaux plus ou moins graves.

Le rein remplit incomplètement sa fonction éliminatrice ; une néphrite vraie se constitue à la longue.

La peau organe d'élimination est à son tour irritée par les produits toxiques, et il apparaît du prurigo, de l'érythème, de l'urticaire, de l'eczéma. La furonculose se développe avec une très grande facilité.

L'appareil circulatoire subit des modifications plus ou moins profondes entraînant de la cardialgie, de la tachycardie, de la bradycardie, de l'arythmie, de l'hypertension, de l'essoufflement, de l'insomnie : cortège habituel des troubles toxi-alimentaires. Seul un traitement rénal et antitoxique l'enraiera. (Huchard, Acad. méd., 25 juill. 1908.)

La constitution normale du sang est modifiée :

Bloch a montré que de l'intestin fusait dans le sérum sanguin des poisons hémolytiques, cause de destruction des globules rouges.

Le système respiratoire est également touché : dyspnée, toux, bronchite, telles sont les conséquences de l'intoxication intestinale.

Le système nerveux réagit aux produits toxiques et son fonctionnement ne tarde pas à en être troublé. Cet axiome sera toujours vrai : Tout intoxiqué est un nerveux.

La nutrition générale souffre de l'ensemble de ces manifestations morbides : asthénie, perte de force, diminution de poids, tels sont les symptômes qu'on observe habituellement.

Enfin tout sujet intoxiqué est en état de réceptivité morbide, ce qui en fera la proie toute désignée pour une maladie intercurrente.

Ces faits étant bien connus, cherchons à en préciser la cause et le mécanisme. La bactériologie va nous guider.

Les recherches de Veillon et Zuber, de Lang, de Le Play, ont montré que les anaérobies protéolytes, rares dans la flore intestinale, abondent dès qu'il se produit dans l'intestin des modifications qui favorisent le processus de putréfaction. Ces germes, comme l'a écrit le professeur Roger, aboutissent dans la décomposition des aliments azotés à la formation de corps aromatiques (indol, phénol, scatol, etc...) qui peuvent déterminer des lésions graves, et même des thromboses vasculaires.

Comment enrayer la production de cette fermentation?

L'observation d'une part, l'expérimentation de l'autre vont nous permettre d'aboutir à une solution pratique.

L'observation nous montre qu'entre plusieurs individus, vivant dans des conditions identiques, soumis approximativement aux mêmes efforts, **CEUX-LA SEULS PRÉSENTENT DES PHÉNOMÈNES FERMENTATIFS QUI ONT UNE INSUFFISANCE DE LA SÉCRÉTION BILIAIRE.**

La bile, en effet, intervient pour une grande part dans les fonctions digestives ; son absence ou son insuffisance entraîne comme conséquence un trouble dans les transformations successives des aliments ; par conséquent, favorise l'entrée en scène des germes anaérobies, qui engendrent le processus de putréfaction. Bien plus, son action antiseptique (Gley) et antifermentescible (Mathias Duval, Maly, Emrich) ne viendra plus contrebalancer la production et le fonctionnement des germes anaérobies.

Enfin le mucus intestinal se concrétera pour former des fausses membranes, son action n'étant pas supprimée par la présence de la mucinase (ferment issu de la bile). La constipation est un symptôme habituel.

En somme, les troubles de la sécrétion biliaire peuvent à eux seuls entraîner des désordres importants d'origine gastro-intestinale; cette constatation doit orienter la thérapeutique.

Régulariser la sécrétion biliaire, telle doit donc être la première pensée du thérapeute.

Nous savons que l'on y aboutit en donnant à ingérer au malade de l'extrait biliaire qui constitue le meilleur des cholagogues (Stadelman, Baldi, Parkis, Prévost et Binet, Dastre, Doyon et Dufour).

Mais est-ce là faire œuvre suffisante pour enrayer définitivement les troubles toxi-alimentaires ?

Les travaux bactériologiques ont mis en lumière les résultats thérapeutiques que l'on peut obtenir des phénomènes de concurrence vitale.

L'expérimentation a prouvé que les ferments lactiques étaient ceux qui triomphaient le mieux dans un délai de 3 à 5 jours des hôtes anaérobies protéolytiques de l'intestin (Rosenthal, Chazarain, Wetzel).

Les essais cliniques ont en outre montré à Cohendy l'activité des ferments lactiques qui peuvent à la longue contribuer à rétablir dans l'intestin l'équilibre microbien normal.

En résumé, l'auto-intoxication intestinale se développe chez les individus atteints d'insuffisance biliaire. Cette insuffisance favorise l'éclosion et le développement des anaérobies protéolytiques qui engendrent le processus putride.

La Thérapeutique s'inspirera de cette notion fondamentale et, tout en régularisant la fonction biliaire par l'opothérapie, elle modifiera ainsi le milieu intestinal qui se prêtera moins au processus putride. Enfin, elle complétera cette action par l'administration de ferments lactiques.

LE LABORATOIRE NOUS A MONTRÉ QUE L'ENSEMENCEMENT DE BACILLES LACTIQUES SUR UN MILIEU TRÈS RICHE EN EXTRAIT DE BILE, N'EMPÊCHAIT NULLE-

MENT LE DÉVELOPPEMENT DE CE GERME, MAIS AU CONTRAIRE LE FAVORISAIT. En outre, le dosage de l'acide lactique qui se formait, nous a prouvé que la production de ce principe était notablement augmentée.

Enfin, l'*expérimentation*, à son tour, est venue nous confirmer ces données du Laboratoire.

En effet, différentes cultures injectées dans l'intestin d'un chien ont eu leur développement entravé, en très grande partie, en faisant prendre à l'animal de l'extrait biliaire et des ferments lactiques.

L'*observation clinique* a pleinement confirmé ces résultats expérimentaux.

Le *Lactochol* a été créé pour répondre à ces indications — Ce produit est *constitué par l'association de ferments lactiques et d'extrait biliaire*. Il enraie rapidement (3 jours) les phénomènes de putréfaction intestinale ; dès le quatrième jour, les selles deviennent inodores. L'ensemencement d'une partie de ces selles dans des tubes de lait contrôlé laisse développer une quantité considérable de bacilles lactiques, ce qui prouve l'acclimatement de ces germes dans le milieu intestinal.

Le *Lactochol* constitue donc l'association type pour obvier aux phénomènes de putréfaction intestinale et aux troubles qui en sont la conséquence. Il régularise, par l'extrait biliaire, le fonctionnement normal du foie, et maintient constante l'importante fonction de la bile Par les ferments lactiques, il supprime définitivement le développement des germes anaérobies protéolytiques qui engendrent la putréfaction.

Le laboratoire, l'expérimentation animale, la clinique, nous montrent l'innocuité absolue de cette médication. Son activité thérapeutique considérable est bien plus grande que celles des ferments lactiques ou de l'extrait biliaire administrés séparément.

Leur action se surajoute et en fait de beaucoup le meilleur des antiseptiques intestinaux et l'agent de désintoxication générale le plus puissant.

Les indications thérapeutiques découlent des notions ci-dessus :

ENTÉRITES AIGUES OU CHRONIQUES DE L'ADULTE OU DU NOURRISSON.

ENTÉRITES MUCO-MEMBRANEUSES. — APPENDICITE CHRONIQUE.

DYSENTERIE.

CONSTIPATION.

ETATS CHOLÉMIQUES.

INSUFFISANCE BILIAIRE.

DERMATOSES — FURONCULOSE.

ETATS TOXIQUES ET INFECTIEUX.

DOSES ET MODE D'EMPLOI

Le *Lactochol* se présente sous la forme de comprimés.

Pour l'adulte :
De deux à six comprimés par jour et même davantage dans les cas graves, à prendre un quart d'heure avant les repas avec un peu d'eau ou de lait sucré. — *Avaler sans mâcher.*

Pour l'enfant ·
Nourrissons, un demi-comprimé délayé dans du lait sucré avant une tétée ou un biberon le matin et le soir.

Enfants, un comprimé matin et soir avec du lait ou de l'eau sucrée un quart d'heure avant les deux principaux repas.

Adolescents, comme pour les adultes.

Le *Lactochol* n'est pas toxique, son emploi ne présente aucun danger.

Paris. — Imp. Levé, rue Cassette, 17.

PARIS. — IMP. LEVÉ, RUE CASSETTE, 17. — S.